90 Recetas Naturales de Comidas Y Jugos Para el Cáncer de Pulmón:

Estas Comidas y Jugos le Ayudarán a Fortalecer Su Sistema Inmune para Recuperarse y Prevenir el Cáncer

Por

Joe Correa CSN

DERECHOS DE AUTOR

Esta publicación está diseñada para proveer información precisa y autoritaria respecto al tema en cuestión. Es vendido con el entendimiento de que ni el autor ni el editor están envueltos en brindar consejo médico. Si éste fuese necesario, consultar con un doctor. Este libro es considerado una guía y no debería ser utilizado en ninguna forma perjudicial para su salud. Consulte con un médico antes de iniciar este plan nutricional para asegurarse que sea correcto para usted.

RECONOCIMIENTOS

Este libro está dedicado a mis amigos y familiares que han tenido una leve o grave enfermedad, para que puedan encontrar una solución y hacer los cambios necesarios en su vida.

90 Recetas Naturales de Comidas Y Jugos Para el Cáncer de Pulmón:

Estas Comidas y Jugos le Ayudarán a Fortalecer Su Sistema Inmune para Recuperarse y Prevenir el Cáncer

Por

Joe Correa CSN

CONTENIDOS

ACERCA DEL AUTOR

Luego de años de investigación, honestamente creo en los efectos positivos que una nutrición apropiada puede tener en el cuerpo y la mente. Mi conocimiento y experiencia me han ayudado a vivir más saludablemente a lo largo de los años y los cuales he compartido con familia y amigos. Cuanto más sepa acerca de comer y beber saludable, más pronto querrá cambiar su vida y sus hábitos alimenticios.

La nutrición es una parte clave en el proceso de estar saludable y vivir más, así que empiece ahora. El primer paso es el más importante y el más significativo.

INTRODUCCION

90 Recetas Naturales de Comidas Y Jugos Para el Cáncer de Pulmón: Estas Comidas y Jugos le Ayudarán a Fortalecer Su Sistema Inmune para Recuperarse y Prevenir el Cáncer

Por Joe Correa CSN

En este libro, compartiré con usted algunas recetas de comidas y jugos que le ayudaran a combatir el cáncer de pulmón. Implementar estas recetas en su vida diaria tendrá un efecto poderoso en su salud general. Estos alimentos en particular, ayudarán a darle los nutrientes y minerales necesarios que son beneficiosos para prevenir el cáncer de pulmón.

El brócoli es el único vegetal con una cantidad medible de sulforafano, un componente poderoso que impulsa las enzimas protectoras del cuerpo y elimina los químicos causantes del cáncer.

Algunos investigadores dicen que las naranjas son un paquete completo de cada inhibidor natural del cáncer conocido hasta ahora. El limoneno en las naranjas puede estimular el sistema de enzimas de la desintoxicación antioxidante, que ayuda a prevenir y detener el cáncer.

El aceite de hígado de bacalao es conocido por ser rico en vitamina D, que es un componente nutricional importante al momento de ralentizar el crecimiento de tumores y dar soporte al sistema inmune. También es rico en ácidos grasos Omega-3 de cadena larga, que son comúnmente encontrados solo en los pescados. Los omega-3 son grasas saludables que también tienen propiedades protectoras contra el cáncer.

Tomando esto en mente, he creado una colección maravillosa de recetas de comidas y jugos para prevenir el cáncer. Son deliciosas y efectivas. ¡Disfrute probando todas!

90 RECETAS NATURALES DE COMIDAS Y JUGOS PARA EL CÁNCER DE PULMÓN: ESTAS COMIDAS Y JUGOS LE AYUDARÁN A FORTALECER SU SISTEMA INMUNE PARA RECUPERARSE Y PREVENIR EL CÁNCER

COMIDAS

1.   Huevos Súper Verdes

Ingredientes:

6 huevos

½ taza leche

¼ taza crema agria

¼ taza aceite de oliva extra virgen

1 cebolla pequeña

¼ taza queso de su elección

1 16 onzas bolsa de vegetales verdes

¼ cucharadita copos de pimienta roja

Una pizca de sal

¿Cómo prepararlo?

Batir los huevos, sal, pimienta, leche y crema agria en un tazón. Saltear las cebollas en una sartén con 1 cucharada de aceite de oliva. Añadir la mezcla de huevo y dejar cocinar hasta que estén casi firmes. Agregar los vegetales verdes, queso y copos de pimienta. Doblar los huevos sobre los vegetales y cocinar hasta que ablanden.

2.   Frijoles y Verdes Pintados

Ingredientes:

1 lata de frijoles pinto pre-cocidos

1 16 onzas bolsa de vegetales verdes

1 taza caldo de pollo

Una pizca de sal y pimienta

1 cucharada copos de pimienta roja

1 cucharada aceite de oliva

1 diente de ajo

1 cucharadita polvo de chile

¿Cómo prepararlo?

Hervir una olla con agua salada y añadir los vegetales verdes. Cocinar hasta que ablanden y colar. En una sartén, saltear el ajo y aceite. Añadir las cebollas y cocinar hasta que trasluzcan.

Agregar el caldo de pollo y frijoles pinto lavados y colados. Calentar bien y añadir los vegetales verdes. Agregar el polvo de chile, sal, pimienta y copos de pimienta. Cocinar hasta que los vegetales ablanden. Este plato también puede ser servido el día siguiente.

3.   Ensalada de Vegetales Verdes

Ingredientes:

1 16 onzas bolsa de vegetales verdes

1 bolsa de vegetales de ensalada mixtos

1 tomate en cubos

1 pimiento rojo en cubos

1 pepino

1 cebolla morada

3 cucharadas Aceite de oliva aromatizado con hierbas (aceite de oliva con romero y albahaca)

2 cucharadas Vinagre de vino rojo

Sal y pimienta a gusto.

¿Cómo prepararlo?

Combinar todos los ingredientes en un tazón grande y mezclar.

Comer frío.

4. Tostado Verde

Ingredientes:

1 Rebanada de pan italiano

1 cucharada aceite de oliva

1 diente de ajo

1 cucharadita perejil

1 cucharadita albahaca

1 cucharadita orégano

Una pizca de sal y pimienta

1 bolsa de vegetales verdes cocidos y colados

1 lb. queso mozzarella rallado

¿Cómo prepararlo?

Rebanar el pan longitudinalmente. Usando un mortero, aplastar las especias y ajo con el aceite de oliva hasta formar una pasta. Esparcir sobre el pan.

Colar los vegetales verdes y secar con una toalla. Remover la mayor cantidad de humedad posible. Hacer capas sobre la pasta.

Añadir el queso mozzarella encima y asar hasta que el queso se derrita. Comer caliente.

5.   Pasta verde

Ingredientes:

3 huevos

3 tazas de harina

1 taza agua

1 cucharadita sal

8 onzas vegetales verdes cocidos y colados.

¿Cómo prepararlo?

Colar los vegetales luego de hervirlos hasta que el agua salga de ellos.

En una licuadora, añadir los huevos, agua y sal. Agregar la harina lentamente mientras se mezcla constantemente a velocidad baja. Cuando la masa esté lista agregar los vegetales verdes. Incorporarlos bien.

Dejar reposar la masa por 20 minutos cubierta con una toalla.

Usando una máquina de pasta, trabajar la masa hasta obtener la forma deseada. Secar hasta que esté lista para cocinar.

6.   Pasta verde con Salsa de Limón y Pimienta

Ingredientes:

Pasta verde

3 Limones (uno en rodajas finas, dos exprimidos)

1 cucharadita pimienta negra

1 diente de ajo

2 cucharadita aceite de oliva

¼ taza queso parmesano, rallado

¿Cómo prepararlo?

Cocinar la pasta en una olla grande con agua salada. La pasta debería tomar 6 minutos para una textura "al dente".

Para preparar la salsa, saltear el ajo en el aceite de oliva. Añadir lentamente el jugo de 2 limones y las rodajas de 1 limón. Agregar la sal y pimienta negra, y 1 cucharada de queso rallado.

Agregar la pasta a la sartén y un poco del agua de cocción para combinar como salsa.

Añadir más queso parmesano a su gusto.

7.   Sopa Verde

Ingredientes:

1 cuarto caldo de pollo

1 16 onzas bolsa de vegetales verdes

1 taza trozos de pan en cubos

1 12 onzas bolsa de zanahorias ralladas

1 cebolla pequeña, picada

1 cucharada ajo picado

1 cucharada aceite de oliva

¼ taza champiñones, lavados y en rodajas

¿Cómo prepararlo?

Hervir y colar los vegetales verdes en una olla con agua salada. En una cacerola de sopa, añadir aceite de oliva y saltear el ajo, cebolla y champiñones. Agregar las zanahorias y vegetales verdes.

Añadir el caldo y calentar. Luego añadir los cubos de pan y servir.

8.   Pechuga de Pollo Grillada Verde

Ingredientes:

4 pechugas de pollo sin piel

8 onzas vegetales verdes hervidos y colados

1 diente de ajo, picado

1 cucharada aceite de oliva

2 rodajas de queso mozzarella

2 rodajas de pimientos rojos asados

1 cucharadita copos de pimienta roja aplastados

Sal y pimienta a gusto

¿Cómo prepararlo?

Grillar el pollo hasta que esté casi listo. Remover.

En una sartén, añadir el ajo picado, aceite de oliva y vegetales verdes. Saltear y añadir los copos de pimienta.

Transferir el pollo a la sartén, añadir sal y pimienta. Hacer una capa con los vegetales verdes, pimientos rojos asados y cubrir con queso. Cocinar hasta que el queso se haya derretido.

9.   Arroz Verde

Ingredientes:

2 tazas arroz blanco cocido

1 16 onzas bolsa de vegetales verdes cocidos y trozados

1 taza caldo de pollo

3 rodajas de panceta de pavo, trozada

1 lata de frijoles negros, pre-cocidos

1 cebolla pequeña trozada

1 diente de ajo trozado

1 cucharada aceite de oliva

Sal y pimienta a gusto

¿Cómo prepararlo?

Saltear la panceta de pavo, aceite de oliva, ajo y cebolla. Añadir el caldo de pollo, y sazonar con sal y pimienta. Transferir a una olla grande. Agregar los frijoles y arroz blanco. Calentar por 5 minutos, revolviendo constantemente. Añadir sal y pimienta a gusto, y servir.

10.   Ensalada Roja y Verde

Ingredientes:

1 puñado de brócoli

1 taza tomates cherry

2 tazas tortellini cocido

1 lata pequeña de aceitunas negras en rodajas

1 cebolla morada pequeña

1 cucharada aceite de oliva

1 cucharadita vinagre de vino rojo

1 cucharadita orégano

Una pizca de sal y pimienta

¿Cómo prepararlo?

Blanquear la corona de brócoli, cortar los tomates cherry por la mitad, colar las aceitunas y picar la cebolla morada.

Añadir los tortellini cocidos y todos los ingredientes a un tazón grande. Mezclar con aceite, vinagre y orégano. Añadir sal y pimienta a gusto. Enfriar antes de servir.

11.   Sopa de Brócoli

Ingredientes:

1 taza caldo de pollo

1 puñado de brócoli

1 diente de ajo, picado

1 taza crema pesada

½ taza queso cheddar

1 cebolla pequeña trozada

Una pizca de sal y pimienta

¿Cómo prepararlo?

En una cacerola, saltear la cebolla y ajo. Añadir el florete de brócoli y continuar cocinando hasta que ablande. Agregar sal y pimienta.

Añadir el caldo de pollo y hervir a fuego lento. Agregar la crema pesada y calentar la sopa a fuego máximo por 4 minutos. Agregar el queso cheddar y volver a fuego mínimo. Dejar reposar y servir a la temperatura deseada.

12.   Pollo, Arroz y Brócoli

Ingredientes:

2 tazas arroz blanco cocido

2 pechuga de pollo en cubos

1 cucharada Aceite de oliva

1 Diente de ajo, picado

1 corona de brócoli

1 limón, en rodajas

Una pizca de sal y pimienta

¿Cómo prepararlo?

Limpiar la corona de brócoli y trozar en piezas uniformes. En una vaporera, añadir el brócoli y limón, junto con agua. Cocinar por 5 minutos o hasta que el brócoli ablande.

Saltear el ajo con aceite de oliva en una cacerola y añadir los cubos de polo. Agregar sal y pimienta a gusto, y cocinar por 10 minutos, hasta que no quede rosa en el pollo.

Añadir el brócoli y mezclar bien.

En un tazón grande, verter el arroz y luego servir.

13.   Pollo y Brócoli

Ingredientes:

4 cuartos traseros de pollo

1 corona de brócoli cortado en floretes

2 papas grandes, lavadas.

Sal y pimienta a gusto

6 cebollas chipotle, picadas

1 cucharadita aceite de oliva

¿Cómo prepararlo?

Saltear el pollo hasta que esté crujiente. Añadir a una fuente de hornear con las papas cortadas en rodajas de ¼ de pulgada de espesor, y las cebollas. Añadir sal y pimienta a gusto, y el aceite restante de la cacerola.

Hornear por 30 minutos a 350°F. Añadir el brócoli y mezclar. Continuar cocinando hasta que el pollo esté listo y las papas blandas. Servir.

14.   Pasteles de Queso y Brócoli

Ingredientes:

1 corona de brócoli

½ taza queso parmesano rallado

2 huevos

1 cucharadita sal

1 taza pan rallado saborizado

1 cucharada aceite de oliva

¿Cómo prepararlo?

Hervir al vapor el brócoli con agua y limón. Dejar enfriar y llevar a una procesadora. Pulsar hasta que quede bien picado. Añadir los huevos, queso, sal, y pulsar nuevamente. Agregar el pan rallado.

Calentar el aceite de oliva en una sartén. Añadir una cucharada grande de la mezcla y aplastarla en la sartén. Freír hasta que esté crujiente de ambos lados. Servir con su salsa favorita.

15.   Farfalle con Brócoli y Pollo

Ingredientes:

1 lb. pasta Farfalle

1 florete de brócoli

2 tazas pollo cocido, en cubos

2 dientes de ajo, aplastados

2 cucharadas copos de pimienta roja

2 cucharadas aceite de oliva

Sal y pimienta a gusto

Queso rallado

¿Cómo prepararlo?

Mientras el agua con sal hierve, saltear el diente de ajo con aceite de oliva en una sartén. Añadir el brócoli y pollo cocido a la sartén y cocinar por 2 minutos.

Cocinar la pasta hasta obtener la textura deseada, y colar. Combinar la pasta, brócoli y pollo y mezclar. Cubrir con queso rallado y copos de pimienta roja. Servir.

16.   Magdalenas de Brócoli

Ingredientes:

1 corona de brócoli picado fino

1 cebolla picado fino

½ taza zanahorias trozadas

6 huevos

½ taza queso cheddar, rallado

2 tazas de harina

2 cucharadita polvo de hornear

1 cucharada azúcar

1 cucharadita sal

¿Cómo prepararlo?

En un tazón grande, batir los huevos. Añadir los vegetales y mezclar bien. Agregar el queso rallado, harina, polvo de hornear, azúcar y sal. Mezclar bien.

Verter en moldes para magdalenas. Hornear a 350°F por 30 minutos.

Dejar enfriar y servir.

17.   Brócoli Asado

Ingredientes:

1 corona de brócoli cortado en floretes

1 limón exprimido

Una pizca de sal y pimienta

Una pizca de polvo de ajo

½ cucharadita Polvo de chile

1 cucharada aceite de oliva

¿Cómo prepararlo?

Precalentar el horno a 400°. En un tazón grande, mezclar el brócoli con aceite de oliva, polvo de ajo, sal, pimienta y polvo de chile.

Poner el brócoli en una fuente y hornear por 5 minutos. Rotar y cocinar 3 minutos más.

Remover del horno y dejar reposar. Mezclar con jugo de limón y servir.

18.   Pollo con Miel y Naranja

Ingredientes:

2 pechuga de pollo, en cubos y con harina

1 naranja, exprimida

1 cucharada aceite de oliva

½ taza miel

1 cucharada semillas de sésamo

2 tazas arroz cocido de su elección

Una pizca de sal y pimienta

¿Cómo prepararlo?

Saltear los cubos de pollo en aceite de oliva hasta obtener una cubierta marrón. Transferir a una fuente de hornear.

En un tazón pequeño, mezclar el jugo de naranja y miel. Añadir semillas de sésamo y rociar sobre los cubos de pollo.

Hornear, cubierto, por 20 minutos, a 350°F. Añadir sal y pimienta a gusto.

Servir sobre arroz de su elección.

19. Bacalao Estilo Búfalo

Ingredientes:

4 filetes de bacalao cubiertos con harina de maíz

¼ taza salsa picante

¼ taza aceite de oliva caliente

Una pizca de sal y pimienta a gusto

¿Cómo prepararlo?

Calentar el aceite de oliva y salsa picante en una sartén. Cubrir los filetes de bacalao con la mezcla y llevar a una fuente de hornear.

Cepillar el resto de la mezcla para cubrir bien los filetes.

Hornear, cubierto, por 10 minutos a 350°F. Servir con acompañantes de su elección, como apio y zanahoria.

20.   Ensalada de Calabaza y Remolacha

Ingredientes:

1 taza calabaza asada

1 taza remolacha asada

1 manzana verde, trozada

½ taza nueces pecanas

2 tazas rúcula

1 taza naranja trozada

1 naranja, exprimida

¿Cómo prepararlo?

Mezclar la rúcula, manzana verde, calabaza, remolacha y nueces pecanas en un tazón. Añadir la naranja trozada, y aderezar con jugo de naranja. Dejar reposar para que los sabores se combinen.

21. Ensalada de Naranja

Ingredientes:

1 taza naranja trozada

1 cebolla morada en rodajas

2 tazas verdes de ensalada a elección

½ taza zanahorias ralladas

1 taza tomates en rodajas

1 cucharada aceite de oliva

½ cucharadas vinagre balsámico

Sal y pimienta a gusto

¿Cómo prepararlo?

En un tazón grande, mezclar los verdes de ensalada, naranja, cebolla, zanahoria y tomates. Dejar reposar por unos minutos.

En un tazón pequeño, mezclar el aceite de oliva y vinagre balsámico, y luego rociarlo sobre la ensalada. Servir frío.

90 Recetas Naturales de Comidas Y Jugos Para el Cáncer de Pulmón

22. Arroz con Naranja

Ingredientes:

2 tazas arroz cocido de su elección

1 cebolla pequeña trozada

1 pimiento pequeño trozado

1 taza brócoli en trozos pequeños

½ taza zanahorias ralladas

1 naranja, exprimida

½ cucharadas aceite de oliva

Una pizca de sal y pimienta

¿Cómo prepararlo?

Calentar el aceite de oliva en una sartén y añadir las cebollas. Cocinar hasta que trasluzcan. Añadir el brócoli, pimiento, zanahorias y cocinar hasta que ablanden. Agregar el jugo de naranja y cocinar 1 minuto. Añadir sal y pimienta, y el arroz. Mezclar. Cocinar, cubierto y a fuego mínimo, por 5 minutos.

Servir caliente. Puede acompañarlo con una proteína como pollo o bacalao.

23.   Pollo con Naranja

Ingredientes:

1 pollo con el interior removido y lavado.

1 diente de ajo entero

4 naranjas exprimidas

1 rama de romero

3 hojas de albahaca

1 cucharada aceite de oliva

Una pizca de sal y pimienta

¿Cómo prepararlo?

En una olla a presión, poner la mitad del jugo de naranja. Agregar el diente de ajo, rama de romero y hojas de albahaca al interior del pollo. Poner el pollo en la cacerola y añadir sal y pimienta. Verter el aceite de oliva encima. Hacer pequeños hoyos en el pollo y verter la otra mitad del jugo de naranja. Cocinar por 6 horas y servir.

24.   Ensalada de Langosta Cítrica

Ingredientes:

1 taza de carne de langosta. Congelada o fresca

1 taza rodajas de naranja

1 cebolla morada pequeña trozada

½ taza zanahorias ralladas

1 taza rúcula

2 cucharadas jugo de limón

1 cucharadita rábano picante

2 cucharadas aceite de oliva

¿Cómo prepararlo?

En un tazón de ensalada grande, mezclar la rúcula, naranja, zanahorias y cebolla. Añadir la carne de langosta encima.

Aderezar con aceite de oliva, jugo de limón y cubrir con rábano picante.

Servir.

25.   Huevos con Palta y Atún

Ingredientes:

3 huevos hervidos

1 palta

Una pizca de sal y pimienta

1 lata de atún en aceite

¿Cómo prepararlo?

Limpiar los huevos hervidos y trozarlos. Limpiar la palta y cortar en piezas del tamaño de un bocado. En un tazón mediano, mezclar los huevos con la palta y el atún, con el aceite de la lata. Mezclar bien, añadir sal y pimienta, y servir.

26.   Tostada Francesa Horneada

Ingredientes:

8 huevos

½ taza leche

1 rebanada de pan a elección

1 cucharada aceite de oliva

½ taza jarabe de arce

1 cucharadita extracto de vainilla

¿Cómo prepararlo?

La noche anterior, remojar la rebanada de pan en leche y dejarla reposar en la nevera. Poner el pan remojado en una fuente de hornear.

En un tazón mediano, batir los huevos con ½ taza de leche, añadir el extracto de vainilla y aceite de oliva, y verter encima del pan para cubrirlo completamente.

Hornear a 350°F por 10 minutos. Servir caliente con jarabe de arce.

27.   Huevo Horneado

Ingredientes:

8 huevos

1 taza leche

1 Una pizca de sal y pimienta

1 paquete de papas fritas

1 paquete de salchicha de pavo, pre cocidas

1 pimiento verde pequeño, trozado

½ taza queso cheddar, rallado

¿Cómo prepararlo?

En una fuente de hornear, hacer una capa con las salchichas y otra encima con las papas fritas.

En un tazón mediano, batir los huevos, leche, sal, pimienta, pimientos y queso cheddar. Verter en la fuente sobre las papas. Hornear por 10 minutos.

Puede ser dejado por la noche en la nevera y horneado al día siguiente.

28. Bacalao Italiano

Ingredientes:

4 filetes de bacalao

2 papas hervidas y peladas

1 taza frijoles verdes al vapor

1 cebolla morada pequeña trozada

1 pimiento rojo pequeño, trozado

1 diente de ajo trozada

Una pizca de sal y pimienta

2 cucharadas aceite de oliva

1 cucharada vinagre de vino rojo

¿Cómo prepararlo?

Saltear el bacalao en una sartén con aceite de oliva hasta que se deshaga. Cortar en trozos pequeños.

Cortar las papas en cubos medianos. Hervir al vapor los frijoles y dejar enfriar. En un tazón grande, mezclar los frijoles, papas, cebollas, pimientos y ajo.

Añadir los filetes de bacalao encima y mezclar con aceite de oliva y vinagre. Servir frío o caliente.

29.   Sopa de Huevo

Ingredientes:

2 tazas caldo de pollo

2 huevos

½ taza Queso parmesano

½ taza zanahorias ralladas

¼ cucharadita polvo de ajo

¼ cucharadita sal y pimienta

¿Cómo prepararlo?

Calentar el caldo de pollo con las zanahorias ralladas hasta que hierva. Añadir sal y pimienta.

En un tazón pequeño, batir los huevos y añadirlos al caldo hirviendo mientras se revuelve. Cocinar por 2 minutos y añadir el queso parmesano. Remover del fuego y servir a la temperatura deseada.

30. Tomates Rellenos con Ensalada de Huevo

Ingredientes:

6 huevos hervidos, trozados

1 palta trozada en trozos pequeños

½ taza crema agria

1 trozada cebolla

½ taza apio trozado

½ taza zanahorias trozadas

1 lima, exprimida

4 tomates medianos

¿Cómo prepararlo?

En un tazón mediano, mezclar los huevos con la cebolla, zanahoria y apio. Añadir la palta y verter el jugo de lima encima. Aderezar con crema agria, y luego rellenar cada tomate. Puede agregar sal y pimienta a gusto. Disfrute.

31.   Tortillas

Ingredientes:

8 huevos

½ taza leche

1 cebolla pequeña trozada

1 taza queso mozzarella, rallado

½ taza champiñones en rodajas

½ taza pimiento rojo en tiras

1 papa horneada

2 cucharadas aceite de oliva

¼ taza queso parmesano

¿Cómo prepararlo?

En un tazón grande, batir los huevos, añadir una pizca de sal y pimienta, y el queso parmesano.

En una sartén grande con aceite de oliva, saltear las cebollas. Añadir los champiñones, pimiento rojo y saltear hasta que ablanden. Agregar una pizca de sal y pimienta. Verter la mezcla de huevo en la sartén y revolver. Cubrir con mozzarella rallado. Hornear a 350°F por 5 minutos y servir.

32. La Mejor Tostada Francesa

Ingredientes:

1 rebanada de pan

4 huevos

½ taza leche

Pizca de sal y pimienta

½ cucharadita extracto de vainilla

2 cucharadas aceite de oliva

½ cucharadita canela

¼ taza jarabe de arce

¿Cómo prepararlo?

Verter el aceite de oliva en una sartén a fuego medio. Batir los huevos, leche, sal y vainilla en un tazón mediano. Cortar el pan en rebanadas de ½ pulgada. Remojar cada rebanada en la mezcla. Llevar el pan a una sartén grande y cocinar hasta que dore de ambos lados. Servir con jarabe de arce o canela.

33.   Especial de Bacalao

Ingredientes:

1 lb. de filetes de bacalao

1 cucharada aceite de oliva

1 limón, en rodajas

½ taza of alcaparras

1 en rodajas cebolla

1 lata pequeña de aceitunas negras en rodajas

1 tomate pequeño en rodajas

Harina para cubrir los filetes

¿Cómo prepararlo?

Poner los filetes de bacalao cubiertos con harina en una fuente de hornear. Poner encima y alrededor la cebolla, aceitunas, tomate y alcaparras. Rociar con aceite de oliva.

Cubrir con papel aluminio y hornear a 350°F por 10 minutos. Remover el aluminio y cocinar 2 minutos más.

Servir con limón caliente de acompañante.

34.   Bacalao Relleno

Ingredientes:

6 filetes de bacalao

1 taza espinaca cocida

1 taza pan rallado saborizado

½ taza Queso parmesano

1 huevo

1 limón, en rodajas

1 cucharada aceite de oliva

¿Cómo prepararlo?

En un tazón mediano, mezclar la espinaca con los cubos de pan sazonado, huevo y queso parmesano, hasta obtener una mezcla uniforme y firme. Verter una cucharada de la mezcla en el centro de cada filete. Enrollar los filetes y llevar a una fuente de hornear. Rociar con aceite de oliva y una pizca de sal y pimienta. Hornear por 15 minutos a

350°F. El bacalao debería deshacerse al tocarlo. Servir con limón.

35.   Bacalao con Naranja

Ingredientes:

4 filetes de bacalao

1 naranja en rodajas

½ cucharadita polvo de ajo

1 cucharada aceite de oliva

Pizca de sal y pimienta

1 limón, en rodajas

¿Cómo prepararlo?

Poner los filetes de bacalao en una fuente de hornear. Agregar una pizca de sal y pimienta, y polvo de ajo. Rociar con aceite de oliva y hornear por 8 minutos a 350°F. Remover del horno y cubrir con rodajas de naranja. Cocinar 2 minutos más. Servir con limón.

36.   Bacalao Horneado

Ingredientes:

4 filetes de bacalao

1 cucharada aceite de oliva

1 tomate pequeño, en rodajas

1 limón pequeño, en rodajas

1 cucharadita polvo de chile

Pizca de sal y pimienta

¿Cómo prepararlo?

Hacer una capa de bacalao en una fuente de hornear y cubrir con rodajas de tomate, cebolla y limón.

Rociar con aceite de oliva, sal, pimienta y polvo de chile. Hornear por 10 minutos a 350°F.

37.   Atún Derretido

Ingredientes:

1 lata de atún en aceite

4 rodajas de queso mozzarella

1 tomate en rodajas

4 Croissants

1 cucharadita aceite de oliva

¿Cómo prepararlo?

Calentar el aceite de oliva en una sartén a fuego bajo. Cortar los croissants y poner la parte de abajo en la sartén. Poner mozzarella en cada una de las 4 partes, tomate, y atún encima. Rociar con aceite de oliva. Cubrir con la otra mitad y dar vuelta. Cocinar hasta que el queso derrita.

38. Revuelto de Salchicha de Pavo y Huevo

Ingredientes:

4 huevos batidos

¼ taza leche

6 rodajas de salchicha de pavo, pre-cocidas

1 pimiento pequeño en cubos

1 cebolla pequeña trozada en piezas pequeñas

1 cucharada aceite de oliva

Sal y pimienta

¿Cómo prepararlo?

En un tazón pequeño, batir los huevos. Calentar el aceite de oliva en una sartén mediana a fuego bajo. Saltear las cebollas, pimiento y salchicha de pavo hasta que ablanden. Añadir los huevos y leche, y mezclar bien en la sartén. Cocinar hasta que esté blando a gusto.

39.   Ensalada de Bacalao y Papa

Ingredientes:

4 filetes de bacalao en cubos

2 papas horneadas, en cubos

1 cebolla pequeña en rodajas

1 taza pimientos dulces mixtos en rodajas

1 cucharada aceite de oliva

1 taza apio, lavado y trozado

Una pizca de sal y pimienta

¿Cómo prepararlo?

Saltear la cebolla y pimientos en aceite de oliva hasta que las cebollas trasluzcan. Añadir sal y pimienta. Mezclar bien. Agregar el bacalao y cocinar hasta que se deshaga al tocarlo.

En un tazón grande de ensalada, combinar los cubos de papa horneada, apio trozado y cubos de bacalao. Servir frio o caliente.

JUGOS

1.   Jugo de Arándanos y Remolacha

Ingredientes:

1 taza de arándanos

1 lima entera, sin piel

1 banana grande, en rodajas

1 taza de Lechuga romana, rallada

1 pepino entero, en rodajas

Preparación:

Lavar los arándanos usando un colador pequeño. Colar y rellenar un vaso medidor. Dejar a un lado.

Pelar la lima y cortarla por la mitad. Dejar a un lado.

Pelar la banana y cortarla en rodajas finas. Dejar a un lado.

Lavar la lechuga bajo agua fría. Rallarla y rellenar un vaso medidor. Dejar a un lado.

Lavar el pepino y cortarlo en rodajas finas. Dejar a un lado.

Combinar los arándanos, lima, banana, lechuga y pepino en una juguera, y pulsar. Transferir a un vaso y añadir hielo picado.

Servir inmediatamente.

Información nutricional por porción: Kcal: 176, Proteínas: 9.8g, Carbohidratos: 49.5g, Grasas: 1.7g

2.   Jugo de Palta y Remolacha

Ingredientes:

1 taza de palta, en trozos

1 taza de remolachas, recortadas

1 zanahoria grande, en rodajas

1 nudo de jengibre pequeño

¼ cucharadita cúrcuma, molida

2 onzas agua

Preparación:

Pelar la palta y cortarla por la mitad. Remover el carozo y trozar. Rellenar un vaso medidor y reservar el resto en la nevera.

Recortar las partes verdes de la remolacha. Pelarla y cortar en rodajas finas. Rellenar un vaso medidor y refrigerar el resto.

Lavar y pelar la zanahoria. Trozar y dejar a un lado.

Pelar el nudo de jengibre y trozarlo. Dejar a un lado.

Combinar la palta, remolacha, zanahoria y jengibre en una juguera. Pulsar y transferir a un vaso. Añadir la cúrcuma y agua, y refrigerar 15 minutos antes de servir.

Información nutricional por porción: Kcal: 265, Proteínas: 5.9g, Carbohidratos: 33.4g, Grasas: 21.8g

3. Jugo de Granada y Cantalupo

Ingredientes:

1 taza de semillas de granada

1 gajo grande de cantalupo

1 manzana verde pequeña, sin centro

1 nudo de jengibre pequeño, en rodajas

1 onza de agua

Preparación:

Cortar la parte superior de la granada y deslizar hacia las membranas blancas. Remover las semillas a un vaso medidor y dejar a un lado.

Cortar el cantalupo por la mitad. Remover las semillas y cortar un gajo grande. Pelar y trozar. Envolver el resto en film y refrigerar.

Lavar la manzana y cortarla por la mitad. Remover el centro y trozar. Dejar a un lado.

Pelar el jengibre y trozarlo. Dejar a un lado.

Combinar la granada, cantalupo, manzana y jengibre en una juguera. Pulsar y transferir a un vaso. Añadir agua para ajustar la amargura.

Refrigerar 10-15 minutos antes de servir.

Información nutricional por porción: Kcal: 162, Proteínas: 3.1g, Carbohidratos: 45.3g, Grasas: 1.5g

4.   Jugo de Pomelo y Damasco

Ingredientes:

2 pomelos enteros

1 taza de verdes de ensalada, en trozos

2 damascos enteros, sin carozo

¼ cucharadita de cúrcuma, molida

Preparación:

Pelar los pomelos y dividirlos en gajos. Cortar cada gajo por la mitad y dejar a un lado.

Lavar los verdes de ensalada bajo agua fría. Colar y trozar. Dejar a un lado.

Lavar los damascos y cortarlos por la mitad. Remover el carozo y trozar. Dejar a un lado.

Combinar los pomelos, verdes de ensalada y damascos en una juguera, y pulsar. Transferir a un vaso y añadir la cúrcuma.

Refrigerar 10 minutos antes de servir.

Información nutricional por porción: Kcal: 208, Proteínas: 5.8g, Carbohidratos: 62.1g, Grasas: 1.2g

5.   Jugo de Melón Dulce y Pepino

Ingredientes:

1 gajo grande de melón dulce

1 taza de pepino, en rodajas

1 taza de arándanos agrios enteros

2 frutillas frescas

1 onza agua de coco

Preparación:

Lavar el melón por la mitad. Remover las semillas y lavarlo. Cortar un gajo y pelarlo. Trozar y dejar a un lado.

Lavar el pepino y cortarlo en rodajas finas. Rellenar un vaso medidor y reservar el resto. Dejar a un lado.

Usando un colador pequeño, lavar los arándanos agrios. Colar y dejar a un lado.

Lavar las frutillas y remover las hojas. Trozar y dejar a un lado.

Combinar el melón, pepino, arándanos agrios y frutillas en una juguera. Pulsar, transferir a un vaso y añadir algunos cubos de hielo.

Servir inmediatamente.

Información nutricional por porción: Kcal: 96, Proteínas: 1.8g, Carbohidratos: 31.4g, Grasas: 0.6g

6.   Jugo de Coliflor y Alcachofa

Ingredientes:

1 taza de coliflor, en trozos

1 alcachofa mediana, en trozos

1 limón entero, sin piel y por la mitad

1 calabacín pequeño, en rodajas finas

1 nudo de jengibre pequeño, en trozos

¼ cucharadita sal

Preparación:

Recortar las hojas externas de la coliflor. Trozar y lavar. Rellenar un vaso medidor y rociar con sal. Dejar a un lado.

Recortar las capas externas de la alcachofa. Trozar y dejar a un lado.

Pelar el limón y cortarlo por la mitad. Dejar a un lado.

Lavar el calabacín y cortarlo en rodajas. Dejar a un lado.

Pelar el nudo de jengibre y trozarlo. Dejar a un lado.

Combinar la coliflor, alcachofa, limón, calabacín y jengibre en una juguera. Pulsar.

Transferir a un vaso y refrigerar 15 minutos antes de servir.

Información nutricional por porción: Kcal: 82, Proteínas: 8.4g, Carbohidratos: 28.9g, Grasas: 1.1g

7.   Jugo de Ananá y Banana

Ingredientes:

1 taza de trozos de ananá

1 banana grande, en rodajas

1 taza de moras

1 lima entera, sin piel

1 onza de agua

Preparación:

Cortar la parte superior del ananá. Pelarlo y cortar en rodajas finas. Rellenar un vaso medidor y reservar el resto.

Pelar la banana y cortarla en rodajas finas. Dejar a un lado.

Poner las moras en un colador pequeño y lavar bajo agua fría. Colar y dejar a un lado.

Pelar la lima y cortarla por la mitad. Dejar a un lado.

Combinar el ananá, banana, moras y lima en una juguera. Pulsar, transferir a un vaso y añadir hielo antes de servir.

Información nutricional por porción: Kcal: 222, Proteínas: 4.5g, Carbohidratos: 70.2g, Grasas: 1.4g

8.   Jugo de Pimiento y Tomate

Ingredientes:

1 pimiento rojo grande, en trozos

1 tomate mediano, en trozos

1 taza de berro, en trozos

1 rama de romero

1 onza de agua

Preparación:

Lavar el pimiento y cortarlo por la mitad. Remover las semillas y trozar. Dejar a un lado.

Lavar el tomate y ponerlo en un tazón pequeño. Trozar y reservar el jugo. Dejar a un lado.

Lavar el berro bajo agua fría. Colar y romper con las manos. Dejar a un lado.

Combinar los pimientos, tomate y berro en una juguera y pulsar. Transferir a un vaso y añadir el agua y jugo de tomate. Rociar con romero y servir inmediatamente.

Información nutricional por porción: Kcal: 56, Proteínas: 3.5g, Carbohidratos: 15.1g, Grasas: 0.7g

9.   Jugo de Calabaza y Zanahoria

Ingredientes:

1 taza de calabaza, en cubos

1 zanahoria grande, en rodajas

1 taza de pepino, en rodajas

1 naranja grande, sin piel y en gajos

1 nudo de jengibre pequeño, en trozos

Preparación:

Cortar la parte superior de la calabaza. Cortar por la mitad y remover las semillas. Quitar un gajo grande y pelarlo. Cortar en cubos pequeños y rellenar un vaso medidor. Reservar el resto en la nevera.

Lavar y pelar la zanahoria. Cortar en rodajas finas y dejar a un lado.

Lavar el pepino y cortarlo en rodajas finas. Rellenar un vaso medidor y reservar el resto. Dejar a un lado.

Pelar la naranja y dividirla en gajos. Cortar cada gajo por la mitad y dejar a un lado.

Pelar el nudo de jengibre y trozarlo. Dejar a un lado.

Combinar la calabaza, zanahoria, pepino, naranja y jengibre en una juguera. Pulsar, transferir a un vaso y añadir hielo.

Servir inmediatamente.

Información nutricional por porción: Kcal: 130, Proteínas: 4.1g, Carbohidratos: 39.1g, Grasas: 0.6g

10.   Jugo de Espinaca y Rábano

Ingredientes:

1 taza de espinaca fresca, en trozos

2 rábanos grandes, en trozos

1 taza de pepino, en rodajas

1 taza de rúcula, en trozos

¼ cucharadita cúrcuma, molida

Preparación:

Lavar la espinaca bajo agua fría. Colar y romper con las manos. Dejar a un lado.

Lavar los rábanos y recortar las partes verdes. Pelar y cortar en rodajas finas. Dejar a un lado.

Lavar el pepino y cortarlo en rodajas finas. Dejar a un lado.

Lavar la rúcula y romper con las manos. Dejar a un lado.

Combinar la espinaca, rábano, pepino y rúcula en una juguera, y pulsar. Transferir a un vaso y añadir la cúrcuma.

Refrigerar 15 minutos antes de servir.

Información nutricional por porción: Kcal: 53, Proteínas: 9.4g, Carbohidratos: 15.3g, Grasas: 1.1g

11. Jugo de Manzana y Ciruela

Ingredientes:

1 manzana roja Deliciosa mediana, sin centro

1 ciruela entera, sin centro

1 banana grande, sin piel y en trozos

¼ cucharadita de canela, molida

2 onzas de agua

Preparación:

Lavar la manzana y cortarla por la mitad. Remover el centro y trozar. Dejar a un lado.

Lavar la ciruela y cortarla por la mitad. Remover el carozo y trozar. Dejar a un lado.

Pelar la banana y trozar. Dejar a un lado.

Combinar la manzana, ciruela y banana en una juguera, y pulsar. Transferir a un vaso y añadir el agua y canela.

Agregar algunos cubos de hielo antes de servir.

Información nutricional por porción: Kcal: 238, Proteínas: 2.5g, Carbohidratos: 68.4g, Grasas: 1.1g

12.   Jugo de Brócoli y Remolacha

Ingredientes:

2 tazas de brócoli, en trozos

1 taza de remolachas, recortadas y en trozos

1 taza de perejil fresco, en trozos

1 taza de apio, en trozos

¼ cucharadita de cúrcuma, molida

¼ cucharadita jengibre, molido

Preparación:

Lavar el brócoli y recortar las capas externas. Trozar y dejar a un lado.

Lavar y pelar la remolacha. Recortar las partes verdes y trozar. Rellenar un vaso medidor y reservar el resto.

Lavar el perejil bajo agua fría y colar. Romper con las manos y dejar a un lado.

Lavar los tallos de apio y trozarlos. Rellenar un vaso medidor y dejar a un lado.

Combinar el brócoli, remolacha, perejil y apio en una juguera, y pulsar. Transferir a un vaso y añadir la cúrcuma y jengibre.

Refrigerar 10 minutos antes de servir.

Información nutricional por porción: Kcal: 109, Proteínas: 9.8g, Carbohidratos: 31.8g, Grasas: 1.5g

13.   Jugo de Sandía y Durazno

Ingredientes:

1 taza de sandía, en cubos

1 durazno grande, sin carozo y en trozos

1 manzana verde mediana, sin centro y en trozos

1 banana pequeña, en trozos

¼ cucharadita de canela, molida

Preparación:

Cortar la sandía por la mitad. Cortar un gajo grande y envolver el resto en film. Pelar el gajo y cortarlo en cubos. Remover las semillas y rellenar un vaso medidor. Dejar a un lado.

Lavar el durazno y cortarlo por la mitad. Remover el carozo y trozar. Dejar a un lado.

Pelar la banana y trozar. Dejar a un lado.

Combinar la sandía, durazno, manzana y banana en una juguera, y pulsar. Transferir a un vaso y añadir la canela.

Agregar hielo y servir inmediatamente.

Información nutricional por porción: Kcal: 260, Proteínas: 4.4g, Carbohidratos: 73.9g, Grasas: 1.3g

14.   Jugo de Pimiento Amarillo y Calabacín

Ingredientes:

1 pimiento amarillo grande, en trozos

1 calabacín mediano, en rodajas

1 taza de albahaca fresca, en trozos

1 zanahoria grande, en rodajas

¼ cucharadita de jengibre, molido

Preparación:

Lavar el pimiento y cortarlo por la mitad. Remover la rama y semillas. Trozar y dejar a un lado.

Lavar el calabacín y trozar. Dejar a un lado.

Lavar la albahaca bajo agua fría. Colar y trozar. Dejar a un lado.

Lavar y pelar la zanahoria. Cortar en rodajas finas y dejar a un lado.

Combinar el pimiento, calabacín, albahaca y zanahoria en una juguera, y pulsar. Transferir a un vaso y añadir el jengibre. Agregar agua de ser necesario.

Refrigerar 10 minutos antes de servir.

Información nutricional por porción: Kcal: 94, Proteínas: 5.6g, Carbohidratos: 25.4g, Grasas: 1.3g

15. Jugo de Frutilla y Espinaca

Ingredientes:

1 taza de frutillas, en trozos

1 taza de espinaca, en trozos

1 limón entero, sin piel

1 lima entera, sin piel

1 cucharada miel, cruda

2 onzas de agua

Preparación:

Lavar las frutillas y remover las hojas. Trozar y dejar a un lado.

Lavar la espinaca bajo agua fría. Colar y trozar. Dejar a un lado.

Pelar el limón y lima. Cortarlos por la mitad y dejar a un lado.

Combinar las frutillas, espinaca, limón y lima en una juguera, y pulsar. Transferir a un vaso y añadir el agua y miel.

Decorar con menta. Refrigerar 15 minutos antes de servir.

Información nutricional por porción: Kcal: 81, Proteínas: 5.8g, Carbohidratos: 27.8g, Grasas: 1.4g

16.   Jugo de Espárragos y Coliflor

Ingredientes:

1 taza de espárragos, en trozos

1 taza de coliflor, en trozos

1 taza de apio, en trozos

1 taza de pepino, en rodajas

¼ cucharadita de cúrcuma, molida

¼ cucharadita de pimienta cayena, molida

Preparación:

Lavar los espárragos bajo agua fría. Recortar las puntas y trozar. Dejar a un lado.

Lavar la coliflor y recortar las hojas externas. Trozar y rellenar un vaso medidor. Reservar el resto.

Lavar el apio y trozar. Dejar a un lado.

Lavar el pepino y cortar en rodajas finas. Rellenar el vaso medidor y reservar el resto en la nevera.

Combinar los espárragos, coliflor, apio y pepino en una juguera, y pulsar. Transferir a un vaso y añadir la cúrcuma y pimienta cayena.

Servir inmediatamente.

Información nutricional por porción: Kcal: 52, Proteínas: 6.1g, Carbohidratos: 15.4g, Grasas: 0.7g

17.   Jugo de Cereza y Limón

Ingredientes:

1 taza de cerezas frescas, sin carozo

1 limón entero, sin piel

1 alcachofa mediana, en trozos

1 manzana mediana, sin centro

¼ cucharadita de canela, molida

Preparación:

Lavar las cerezas usando un colador. Cortarlas por la mitad y remover las semillas. Dejar a un lado.

Pelar el limón y cortarlo por la mitad. Dejar a un lado.

Lavar la alcachofa y recortar las capas externas. Trozar y dejar a un lado.

Lavar la manzana y cortarla por la mitad. Remover el centro y trozar. Dejar a un lado.

Combinar las cerezas, limón, alcachofa y manzana en una juguera, y pulsar. Transferir a un vaso y añadir la canela.

Refrigerar 10 minutos antes de servir.

Información nutricional por porción: Kcal: 205, Proteínas: 7.2g, Carbohidratos: 66.2g, Grasas: 0.9g

18. Jugo de Mango y Moras

Ingredientes:

1 taza de mango, en trozos

1 taza de moras

1 banana grande, en trozos

1 naranja grande, sin piel

¼ cucharadita de canela, molida

Preparación:

Lavar el mango y trozarlo. Rellenar un vaso medidor y reservar el resto.

Poner las moras en un colador y lavar bajo agua fría. Colar y dejar a un lado.

Pelar la banana y trozar. Dejar a un lado.

Pelar la naranja y dividirla en gajos. Cortar cada gajo por la mitad y dejar a un lado.

Combinar el mango, moras, banana y naranja en una juguera, y pulsar. Transferir a un vaso y añadir la canela.

Agregar algunos cubos de hielo y servir inmediatamente.

Información nutricional por porción: Kcal: 296, Proteínas: 6.6g, Carbohidratos: 91.2g, Grasas: 2.1g

19.   Jugo de Palta y Zanahoria

Ingredientes:

1 taza de palta, en trozos

1 zanahoria grande, en trozos

1 taza de verdes de ensalada, en trozos

1 taza de Lechuga romana, rallada

1 pepino entero, en rodajas

¼ cucharadita de jengibre, molido

Preparación:

Pelar la palta y cortarla por la mitad. Remover el carozo y trozar. Rellenar el vaso medidor y reservar el resto en la nevera.

Lavar y pelar la zanahoria. Cortar en rodajas finas y dejar a un lado.

Combinar los verdes de ensalada y lechuga en un colador grande. Lavar bajo agua fría, colar y rallar. Dejar a un lado.

Lavar el pepino y cortarlo en rodajas finas. Rellenar un vaso medidor y reservar el resto. Dejar a un lado.

Combinar la palta, zanahoria, verdes de ensalada, lechuga y pepino en una juguera, y pulsar. Transferir a un vaso y añadir el jengibre.

Refrigerar 10 minutos antes de servir.

Información nutricional por porción: Kcal: 271, Proteínas: 7.3g, Carbohidratos: 34.1g, Grasas: 22.8g

20. Jugo de Frambuesas y Pera

Ingredientes:

1 taza de frambuesas

1 pera grande, sin centro

1 ciruela entera, sin carozo y en trozos

1 manzana Granny Smith mediana, sin centro

¼ cucharadita de canela, molida

1 onza de agua de coco

Preparación:

Lavar las frambuesas usando un colador pequeño. Colar y dejar a un lado.

Lavar la pera y cortarla por la mitad. Remover el centro y trozar. Dejar a un lado.

Lavar la ciruela y cortarla por la mitad. Remover el carozo y dejar a un lado.

Lavar la manzana y cortarla por la mitad. Remover el centro y trozar. Dejar a un lado.

Combinar las frambuesas, pera, ciruela y manzana en una juguera, y pulsar. Transferir a un vaso y añadir la canela y agua de coco. Agregar hielo picado y servir inmediatamente.

Información nutricional por porción: Kcal: 239, Proteínas: 3.5g, Carbohidratos: 79.9g, Grasas: 1.6g

21. Jugo de Guayaba y Mango

Ingredientes:

1 guayaba entera, en trozos

1 taza de mango, en trozos

1 cucharada de miel líquida

1 lima entera, sin piel

1 taza de pepino, en rodajas

1 manzana Dorada Deliciosa mediana, sin centro

Preparación:

Pelar la guayaba. Trozar y dejar a un lado.

Lavar y pelar el mango. Trozar y dejar a un lado.

Pelar la lima y cortarla por la mitad. Dejar a un lado.

Lavar el pepino y cortar en rodajas finas. Rellenar el vaso medidor y reservar el resto en la nevera.

Lavar la manzana y cortarla por la mitad. Remover el centro y trozar. Dejar a un lado.

Combinar la guayaba, mango, lima, pepino y manzana en una juguera, y pulsar. Transferir a un vaso y añadir la miel. Agregar hielo picado y servir inmediatamente.

Información nutricional por porción: Kcal: 211, Proteínas: 3.7g, Carbohidratos: 61.1g, Grasas: 1.5g

22.   Jugo de Arándanos y Espinaca

Ingredientes:

1 taza de arándanos

1 taza de espinaca fresca, en trozos

1 lima entera, sin piel

1 naranja mediana

1 onza agua de coco

Preparación:

Poner los arándanos en un colador y lavar bajo agua fría. Colar y dejar a un lado.

Lavar la espinaca y colar. Trozar y dejar a un lado.

Pelar la lima y cortarla por la mitad. Dejar a un lado.

Pelar la naranja y dividirla en gajos. Cortar cada gajo por la mitad y dejar a un lado.

Combinar los arándanos, espinaca, lima y naranja en una juguera, y pulsar. Transferir a un vaso y añadir el agua de coco.

Rociar con menta fresca.

Información nutricional por porción: Kcal: 158, Proteínas: 8.5g, Carbohidratos: 48.1g, Grasas: 1.5g

23.   Jugo de Pimiento y Brócoli

Ingredientes:

1 pimiento verde grande, en trozos

1 taza de brócoli, en trozos

1 taza de Brotes de Bruselas, por la mitad

1 lima entera, sin piel

2 zanahorias grandes, en rodajas

¼ cucharadita cúrcuma, molida

Preparación:

Lavar el pimiento y cortarlo por la mitad. Remover la rama y semillas. Trozar y dejar a un lado.

Lavar el brócoli y brotes de Bruselas. Recortar las capas marchitas. Poner en una olla profunda y añadir agua hasta cubrir. Hervir y remover del fuego. Colar y trozar. Dejar enfriar completamente.

Pelar la lima y cortarla por la mitad. Dejar a un lado.

Lavar y pelar las zanahorias. Cortar en rodajas finas y dejar a un lado.

Combinar los pimientos, brócoli, brotes de Bruselas, lima y zanahorias en una juguera, y pulsar. Transferir a un vaso y añadir la cúrcuma. Agregar agua de ser necesario.

Rociar con sal.

Información nutricional por porción: Kcal: 122, Proteínas: 8.5g, Carbohidratos: 39.1g, Grasas: 1.2g

24. Jugo de Cantalupo y Pomelo

Ingredientes:

1 taza de cantalupo, en cubos

1 pomelo entero

1 taza de menta fresca, en trozos

¼ cucharadita de canela, molida

1 onza agua de coco

Preparación:

Cortar el cantalupo por la mitad. Remover las semillas y pulpa. Cortar y pelar un gajo grande. Trozar y rellenar un vaso medidor. Reservar el resto en la nevera.

Pelar el pomelo y dividir en gajos. Cortar cada gajo por la mitad y dejar a un lado.

Lavar la menta y romper con las manos. Dejar a un lado.

Combinar el cantalupo, pomelo y menta en una juguera, y pulsar.

Transferir a un vaso y añadir la canela y agua de coco. Agregar hielo y servir inmediatamente.

Información nutricional por porción: Kcal: 144, Proteínas: 4.2g, Carbohidratos: 42.6g, Grasas: 0.9g

25.   Jugo de Granada y Manzana

Ingredientes:

1 taza de semillas de granada

1 manzana Granny Smith mediana, sin centro

1 banana grande, en trozos

1 cucharada de miel líquida

1 onza de agua

Preparación:

Cortar la parte superior de la granada y deslizar hacia las membranas blancas. Remover las semillas a un vaso medidor y dejar a un lado.

Lavar la manzana y cortarla por la mitad. Remover el centro y trozar. Dejar a un lado.

Pelar la banana y trozar. Dejar a un lado.

Combinar la granada, manzana y banana en una juguera, y pulsar. Transferir a un vaso y añadir la miel y agua.

Servir frío.

Información nutricional por porción: Kcal: 243, Proteínas: 3.6g, Carbohidratos: 70.1g, Grasas: 1.8g

26.   Jugo de Calabacín y Albahaca

Ingredientes:

1 calabacín mediano, en trozos

1 taza de albahaca fresca, en trozos

1 taza de pepino, en rodajas

1 taza de lechuga roja, en trozos

1 taza de palta, en trozos pequeños

Preparación:

Pelar el calabacín y trozar. Dejar a un lado.

Combinar la albahaca y lechuga en un colador grande y lavar bajo agua fría. Colar y romper con las manos. Dejar a un lado.

Pelar la palta y cortarla por la mitad. Remover el carozo y trozar. Rellenar un vaso medidor y reservar el resto en la nevera.

Lavar el pepino y cortarlo en rodajas finas. Rellenar un vaso medidor y refrigerar el resto.

Combinar el calabacín, albahaca, lechuga, palta y pepino en una juguera. Pulsar, transferir a un vaso y añadir hielo.

Servir inmediatamente.

Información nutricional por porción: Kcal: 234, Proteínas: 6.7g, Carbohidratos: 21.7g, Grasas: 22.3g

27.   Jugo de Banana y Durazno

Ingredientes:

1 taza de banana, en rodajas

1 durazno grande, sin carozo y en trozos

1 manzana verde pequeña, sin centro y en trozos

¼ cucharadita de canela, molida

1 onza de agua de coco

1 cucharada de menta, picada

Preparación:

Pelar las bananas y cortarlas en rodajas finas. Rellenar un vaso medidor y reservar el resto en la nevera.

Lavar el durazno y cortarlo por la mitad. Remover el carozo y trozar. Dejar a un lado.

Lavar la manzana y cortarla por la mitad. Remover el centro y trozar. Dejar a un lado.

Combinar las bananas, durazno y manzana en una juguera, y pulsar. Transferir a un vaso y añadir la canela y agua de coco. Agregar hielo picado y rociar con menta picada para más sabor.

Información nutricional por porción: Kcal: 362, Proteínas: 5.5g, Carbohidratos: 104g, Grasas: 1.7g

28. Jugo de Acelga y Tomate

Ingredientes:

1 taza de tomates cherry, por la mitad

1 taza de Acelga, en trozos

1 taza de albahaca, en trozos

1 taza de remolachas, recortadas

¼ cucharadita de vinagre balsámico

¼ cucharadita de sal

1 onza de agua

Preparación:

Lavar los tomates cherry y remover las partes verdes. Cortar por la mitad y rellenar un vaso medidor. Reservar el resto en la nevera.

Combinar la acelga y albahaca en un colador grande y lavar bajo agua fría. Colar y romper con las manos. Dejar a un lado.

Lavar la remolacha y recortar las partes verdes. Cortar en rodajas finas y rellenar un vaso medidor. Reservar el resto.

Combinar el tomate cherry, acelga, albahaca y remolacha en una juguera, y pulsar. Transferir a un vaso y añadir el vinagre, sal y agua.

Servir inmediatamente.

Información nutricional por porción: Kcal: 72, Proteínas: 5.1g, Carbohidratos: 21.6g, Grasas: 0.7g

29.   Jugo de Pera y Damasco

Ingredientes:

1 pera grande, en trozos

3 damascos enteros, sin carozo

1 taza de semillas de granada

1 naranja mediana, en gajos

¼ cucharadita de canela, molida

Preparación:

Lavar la pera y cortarla por la mitad. Trozar y dejar a un lado.

Lavar los damascos y cortarlos por la mitad. Remover el carozo y trozar. Dejar a un lado.

Cortar la parte superior de la granada y deslizar hacia las membranas blancas. Remover las semillas a un vaso medidor y dejar a un lado.

Pelar la naranja y dividirla en gajos. Cortar cada gajo por la mitad y dejar a un lado.

Combinar la pera, damascos, semillas de granada y naranja en una juguera. Pulsar, transferir a un vaso y añadir la canela.

Refrigerar 10 minutos antes de servir.

Información nutricional por porción: Kcal: 253, Proteínas: 4.9g, Carbohidratos: 78.3g, Grasas: 1.9g

30.   Jugo de Col Rizada y Calabacín

Ingredientes:

1 taza de col rizada fresca, en trozos

1 calabacín mediano, en trozos

1 limón entero, sin piel

1 lima entera, sin piel

1 taza de menta fresca, en trozos

Preparación:

Lavar la col rizada bajo agua fría. Colar y trozar. Dejar a un lado.

Lavar el calabacín y trozar. Dejar a un lado.

Pelar el limón y lima. Cortarlos por la mitad y dejar a un lado.

Lavar la menta y trozarla. Dejar a un lado.

Combinar la col rizada, calabacín, limón, lima y menta en una juguera. Pulsar, transferir a un vaso y añadir hielo picado.

Servir inmediatamente.

Información nutricional por porción: Kcal: 79, Proteínas: 7g, Carbohidratos: 24.7g, Grasas: 1.7g

31.   Jugo de Kiwi y Damasco

Ingredientes:

2 kiwis enteros, sin piel y por la mitad

3 damascos enteros, en trozos

1 manzana verde grande, sin centro

1 banana grande, en trozos

Preparación:

Pelar el kiwi y cortarlo por la mitad. Dejar a un lado.

Lavar los damascos y cortarlos por la mitad. Remover los carozos y trozar. Dejar a un lado.

Lavar la manzana y cortarla por la mitad. Remover el centro y trozar. Dejar a un lado.

Pelar la banana y trozar. Dejar a un lado.

Combinar el kiwi, damascos, manzana y banana en una juguera, y pulsar. Transferir a un vaso y añadir hielo.

Servir inmediatamente.

Información nutricional por porción: Kcal: 313, Proteínas: 5.4g, Carbohidratos: 91g, Grasas: 1.9g

32. Jugo de Mango y Menta

Ingredientes:

1 taza de mango, en trozos

1 taza de menta fresca, en trozos

1 manzana roja Deliciosa pequeña, sin centro

1 durazno mediano, sin carozo

Preparación:

Pelar el mango y trozar. Rellenar un vaso medidor y reservar el resto en la nevera.

Lavar la menta bajo agua fría y romper con las manos. Puede remojar en agua caliente por 2 minutos.

Lavar la manzana y cortarla por la mitad. Remover el centro y trozar. Dejar a un lado.

Lavar el durazno y cortarlo por la mitad. Remover el carozo y trozar. Dejar a un lado.

Combinar el mango, menta, manzana y durazno en una juguera, y pulsar. Transferir a un vaso y añadir algunos cubos de hielo.

Servir inmediatamente.

Información nutricional por porción: Kcal: 227, Proteínas: 4.1g, Carbohidratos: 64.9g, Grasas: 1.6g

33. Jugo de Naranja e Hinojo

Ingredientes:

1 naranja mediana, sin piel

1 pera mediana, en trozos

1 taza de hinojo, en trozos

1 limón entero, sin piel

¼ cucharadita de canela, molida

1 onza de agua de coco

Preparación:

Pelar la naranja y dividirla en gajos. Cortar cada gajo por la mitad y dejar a un lado.

Lavar la pera y cortarla por la mitad. Remover el centro y trozar. Dejar a un lado.

Recortar las capas marchitas del hinojo. Trozarlo y rellenar un vaso medidor. Reservar el resto.

Pelar el limón y cortarlo por la mitad. Dejar a un lado.

Combinar la naranja, pera, hinojo y limón en una juguera, y pulsar. Transferir a un vaso y añadir la canela y agua de coco.

Refrigerar 15 minutos antes de servir.

Información nutricional por porción: Kcal: 156, Proteínas: 3.6g, Carbohidratos: 54.2g, Grasas: 0.7g

34.   Jugo de Remolacha y Frambuesas

Ingredientes:

1 taza de remolacha, en rodajas

1 taza de frambuesas

1 limón entero, sin piel

1 pera mediana, en trozos

1 onza de agua

Preparación:

Lavar la remolacha y recortar las partes verdes. Cortar en rodajas finas y rellenar un vaso medidor. Reservar el resto.

Lavar las frambuesas usando un colador pequeño. Colar y dejar a un lado.

Pelar el limón y cortarlo por la mitad. Dejar a un lado.

Lavar la pera y cortarla por la mitad. Remover el centro y trozar. Dejar a un lado.

Combinar la remolacha, frambuesas, limón y pera en una juguera, y pulsar. Transferir a un vaso y añadir el agua.

Refrigerar 10 minutos antes de servir.

Información nutricional por porción: Kcal: 165, Proteínas: 4.9g, Carbohidratos: 60.2g, Grasas: 1.4g

35.   Jugo de Batata y Apio

Ingredientes:

1 taza de batatas, en cubos

1 taza de apio, en trozos

1 manzana mediana, sin centro

1 naranja mediana, sin piel

1 cucharada de menta fresca, en trozos

Preparación:

Pelar la batata y cortarla en cubos pequeños. Rellenar un vaso medidor y reservar el resto. Dejar a un lado.

Lavar el apio y trozar. Dejar a un lado.

Lavar la manzana y cortarla por la mitad. Remover el centro y trozar. Dejar a un lado.

Pelar la naranja y dividirla en gajos. Cortar cada gajo por la mitad y dejar a un lado.

Combinar las batatas, apio, manzana y naranja en una juguera. Pulsar, transferir a un vaso y rociar con menta.

Añadir hielo picado y servir inmediatamente.

Información nutricional por porción: Kcal: 236, Proteínas: 4.7g, Carbohidratos: 67.8g, Grasas: 0.7g

36. Jugo de Tomate y Espinaca

Ingredientes:

1 tomate mediano, en trozos

1 taza de espinaca fresca, en trozos

1 zanahoria mediana, en rodajas

1 taza de apio, en trozos

¼ cucharadita de sal

¼ cucharadita de vinagre balsámico

Preparación:

Lavar el tomate y ponerlo en un tazón pequeño. Trozar y reservar el jugo. Dejar a un lado.

Lavar la espinaca bajo agua fría. Trozar y dejar a un lado.

Lavar y pelar la zanahoria. Cortar en rodajas finas y dejar a un lado.

Lavar el apio y trozarlo. Dejar a un lado.

Combinar el tomate, espinaca, zanahoria y apio en una juguera, y pulsar. Transferir a un vaso y añadir la sal, vinagre y jugo de tomate.

Servir frío.

Información nutricional por porción: Kcal: 72, Proteínas: 8.4g, Carbohidratos: 21.2g, Grasas: 1.4g

37. Jugo de Frutilla y Lima

Ingredientes:

1 taza de frutillas, en trozos

1 lima entera, sin piel

1 manzana Granny Smith pequeña, sin centro

1 limón entero, sin piel

2 onzas agua de coco

¼ cucharadita canela, molida

Preparación:

Lavar las frutillas y remover las ramas. Trozar y rellenar un vaso medidor. Reservar el resto.

Pelar la lima y limón. Cortarlos por la mitad y dejar a un lado.

Lavar la manzana y cortarla por la mitad. Remover el centro y trozar. Dejar a un lado.

Combinar las frutillas, lima, limón y manzana en una juguera, y pulsar. Transferir a un vaso y añadir el agua de coco y canela.

Agregar hielo picado y servir inmediatamente.

Información nutricional por porción: Kcal: 122, Proteínas: 2.4g, Carbohidratos: 39.7g, Grasas: 0.9g

38.   Jugo de Ananá y Naranja

Ingredientes:

1 taza de ananá, en trozos

1 naranja grande, sin piel

½ taza de espinaca, en trozos

3 brotes de Bruselas, por la mitad

Preparación:

Cortar la parte superior del ananá. Pelarlo y cortar en rodajas finas. Rellenar un vaso medidor y reservar el resto.

Pelar la naranja y dividirla en gajos. Cortar cada gajo por la mitad y dejar a un lado.

Lavar la espinaca bajo agua fría y romper con las manos. Dejar a un lado.

Lavar los brotes de Bruselas y recortar las hojas marchitas. Cortarlos por la mitad y dejar a un lado.

Combinar el ananá, naranja, espinaca y brotes de Bruselas en una juguera, y pulsar. Transferir a un vaso y refrigerar 15 minutos antes de servir.

Información nutricional por porción: Kcal: 172, Proteínas: 7.9g, Carbohidratos: 52.7g, Grasas: 1.1g

39.　Jugo de Zanahoria y Apio

Ingredientes:

1 zanahoria grande, en rodajas

1 taza de apio, en trozos

1 limón entero, sin piel

1 manzana Dorada Deliciosa pequeña, sin centro

¼ cucharadita cúrcuma, molida

¼ cucharadita jengibre, molido

Preparación:

Lavar y pelar la zanahoria. Cortar en rodajas finas y dejar a un lado.

Lavar el apio y trozarlo. Dejar a un lado.

Pelar el limón y cortarlo por la mitad. Dejar a un lado.

Lavar la manzana y cortarla por la mitad. Remover el centro y trozar. Dejar a un lado.

Combinar la zanahoria, apio, limón y manzana en una juguera, y pulsar. Transferir a un vaso y añadir el agua, cúrcuma y jengibre. Puede agregar hielo picado.

Servir inmediatamente.

Información nutricional por porción: Kcal: 105, Proteínas: 2.4g, Carbohidratos: 32.8g, Grasas: 0.7g

40.   Jugo de Pera y Repollo

Ingredientes:

1 pera grande, en trozos

1 taza de repollo morado, en trozos

1 limón entero, sin piel

1 pepino entero, en rodajas

Preparación:

Lavar la pera y cortarla por la mitad. Remover el centro y trozar. Dejar a un lado.

Lavar el repollo bajo agua fría. Colar y trozar. Dejar a un lado.

Pelar el limón y cortarlo por la mitad. Dejar a un lado.

Lavar el pepino y cortarlo en rodajas finas. Dejar a un lado.

Combinar la pera, repollo, limón y pepino en una juguera. Pulsar, transferir a un vaso y servir inmediatamente.

Información nutricional por porción: Kcal: 173, Proteínas: 4.7g, Carbohidratos: 57.9g, Grasas: 0.9g

41.   Jugo de Coliflor y Tomate

Ingredientes:

1 taza de coliflor, en trozos

1 tomate mediano, en trozos

½ taza de cebollas de verdeo, en trozos

½ taza de albahaca, en trozos

1 taza de pepino, en rodajas

1 onza de agua

Preparación:

Recortar las hojas externas de la coliflor. Lavar y trozar. Rellenar un vaso medidor y reservar el resto. Dejar a un lado.

Lavar el tomate y ponerlo en un tazón pequeño. Trozar y reservar el jugo. Dejar a un lado.

Lavar las cebollas de verdeo y albahaca. Trozar y dejar a un lado.

Lavar el pepino y cortarlo en rodajas finas. Rellenar un vaso medidor y reservar el resto. Dejar a un lado.

Combinar la coliflor, tomate, cebollas de verdeo, albahaca y pepino en una juguera, y pulsar. Transferir a un vaso y añadir el agua.

Servir frío.

Información nutricional por porción: Kcal: 51, Proteínas: 4.4g, Carbohidratos: 13.9g, Grasas: 0.7g

42.   Jugo de Cantalupo y Frutilla

Ingredientes:

1 taza de cantalupo, en trozos

1 taza de frutillas, en trozos

1 taza de banana, en trozos

2 ciruelas enteras, en trozos

¼ cucharadita de canela, molida

Preparación:

Cortar el cantalupo por la mitad. Remover las semillas y cortar un gajo grande. Pelarlo y trozarlo. Rellenar un vaso medidor y envolver el resto en film.

Lavar las frutillas y remover las hojas. Trozar y dejar a un lado.

Pelar la banana y trozarla. Rellenar un vaso medidor y reservar el resto. Dejar a un lado.

Lavar las ciruelas y cortarlas por la mitad. Remover los carozos y trozar. Dejar a un lado.

Combinar el cantalupo, frutillas, banana y ciruelas en una juguera, y pulsar. Transferir a un vaso y añadir la canela.

Agregar hielo picado y servir inmediatamente.

Información nutricional por porción: Kcal: 249, Proteínas: 4.8g, Carbohidratos: 73.1g, Grasas: 1.5g

43. Jugo de Acelga y Col Rizada

Ingredientes:

2 tazas de Acelga, en trozos

1 taza de col rizada fresca, en trozos

1 taza de semillas de granada

1 naranja grande, sin piel

1 manzana Granny Smith pequeña, sin centro

Preparación:

Combinar la acelga y col rizada en un colador grande. Lavar bajo agua fría y colar. Trozar y dejar a un lado.

Cortar la parte superior de la granada y deslizar hacia las membranas blancas. Remover las semillas a un vaso medidor y dejar a un lado.

Pelar la naranja y dividirla en gajos. Cortar cada gajo por la mitad y dejar a un lado.

Lavar la manzana y cortarla por la mitad. Remover el centro y trozar. Dejar a un lado.

Combinar la acelga, col rizada, semillas de granada, naranja y manzana en una juguera, y pulsar. Transferir a un vaso y añadir algunos cubos de hielo.

Servir inmediatamente.

Información nutricional por porción: Kcal: 227, Proteínas: 7.9g, Carbohidratos: 66.1g, Grasas: 2.3g

44.   Jugo de Ananá y Mango

Ingredientes:

1 taza de ananá, en trozos

1 taza de mango, en trozos

1 taza de col rizada, en trozos

1 naranja grande, sin piel

1 nudo de jengibre pequeño, en trozos

Preparación:

Cortar la parte superior del ananá. Pelar y trozar. Rellenar un vaso medidor y reservar el resto.

Pelar el mango y trozarlo. Rellenar un vaso medidor y reservar el resto. Dejar a un lado.

Lavar la col rizada bajo agua fría. Colar y romper en piezas pequeñas. Dejar a un lado.

Pelar la naranja y dividirla en gajos. Cortar cada gajo por la mitad y dejar a un lado.

Pelar el nudo de jengibre y trozarlo. Dejar a un lado.

Combinar el ananá, mango, col rizada, naranja y jengibre en una juguera, y pulsar. Transferir a un vaso y refrigerar 15 minutos antes de servir.

Información nutricional por porción: Kcal: 258, Proteínas: 6.9g, Carbohidratos: 74.9g, Grasas: 1.7g

45.   Jugo de Pimiento y Repollo

Ingredientes:

1 pimiento rojo grande, en trozos

1 taza de repollo morado, en trozos

1 taza de remolacha, en rodajas

1 taza de espinaca fresca, en trozos

3 tomates cherry, por la mitad

¼ cucharadita de sal

Preparación:

Lavar el pimiento y cortarlo por la mitad. Remover la rama y semillas. Trozar y dejar a un lado.

Combinar el repollo y espinaca en un colador grande. Lavar bajo agua fría y colar. Trozar y dejar a un lado.

Lavar la remolacha y recortar las partes verdes. Pelar y cortar en rodajas finas. Rellenar un vaso medidor y reservar el resto.

Lavar los tomates cherry y remover las hojas. Cortar por la mitad y dejar a un lado.

Combinar el pimiento, repollo, remolacha, espinaca y tomates en una juguera, y pulsar. Transferir a un vaso y añadir la sal.

Servir inmediatamente.

Información nutricional por porción: Kcal: 134, Proteínas: 11.5g, Carbohidratos: 39.1g, Grasas: 1.8g

46.   Jugo de Arándanos y Pepino

Ingredientes:

1 taza de arándanos

1 taza de pepino, en rodajas

1 taza de frutillas, en trozos

1 taza de menta fresca, en trozos

1 zanahoria grande, en rodajas

¼ cucharadita de canela, molida

Preparación:

Lavar los arándanos usando un colador pequeño. Colar y dejar a un lado.

Lavar el pepino y cortar en rodajas finas. Rellenar el vaso medidor y reservar el resto en la nevera.

Lavar las frutillas y remover las hojas. Trozar y dejar a un lado.

Lavar la menta bajo agua fría. Colar y trozar. Dejar a un lado.

Lavar y pelar la zanahoria. Cortar en rodajas finas y dejar a un lado.

Combinar los arándanos, pepino, frutillas, menta y zanahoria en una juguera. Pulsar.

Transferir a un vaso y añadir la canela. Agregar hielo picado y servir inmediatamente.

Información nutricional por porción: Kcal: 141, Proteínas: 4g, Carbohidratos: 45g, Grasas: 1.3g

47.   Jugo de Uva y Cereza

Ingredientes:

2 tazas de uvas verdes

1 taza de cerezas congeladas, descongeladas

1 banana pequeña, sin piel

1 lima entera, sin piel

1 cucharada de agua de coco

Preparación:

Lavar las uvas bajo agua fría y remover las hojas. Dejar a un lado.

Pelar la banana y trozar. Dejar a un lado.

Pelar la lima y cortarla por la mitad. Dejar a un lado.

Combinar las uvas, cerezas, banana y lima en una juguera, y pulsar. Transferir a un vaso y añadir el agua de coco.

Servir inmediatamente.

Información nutricional por porción: Kcal: 292, Proteínas: 4.1g, Carbohidratos: 82.9g, Grasas: 1.3g

48.   Jugo de Limón y Puerro

Ingredientes:

1 limón entero, sin piel

1 puerro entero, en trozos

1 lima entera, sin piel

1 naranja grande, sin piel

1 manzana verde pequeña, sin centro

Preparación:

Pelar el limón y lima. Cortarlos por la mitad y dejar a un lado.

Lavar el puerro y trozarlo. Dejar a un lado.

Pelar la naranja y dividirla en gajos. Cortar cada gajo por la mitad y dejar a un lado.

Lavar la manzana y cortarla por la mitad. Remover el centro y trozar. Dejar a un lado.

Combinar el limón, puerro, lima, naranja y manzana en una juguera, y pulsar. Transferir a un vaso y refrigerar 15 minutos antes de servir.

Información nutricional por porción: Kcal: 205, Proteínas: 4.5g, Carbohidratos: 62.9g, Grasas: 0.9g

49.   Jugo de Palta y Rábano

Ingredientes:

1 taza de palta, en cubos

3 rábanos grandes, en trozos

1 calabacín pequeño, en rodajas

1 taza de apio, en trozos

1 taza de pepino, en rodajas

¼ cucharadita de sal

1 onza de agua

Preparación:

Pelar la palta y cortarla por la mitad. Remover el carozo y cortar en cubos pequeños. Rellenar un vaso medidor y reservar el resto.

Lavar los rábanos y trozar. Dejar a un lado.

Lavar el calabacín y cortarlo en rodajas finas. Dejar a un lado.

Lavar el apio y trozarlo. Dejar a un lado.

Lavar el pepino y cortarlo en rodajas finas. Rellenar un vaso medidor y reservar el resto. Dejar a un lado.

Combinar la palta, rábanos, calabacín, apio y pepino en una juguera, y pulsar. Transferir a un vaso y añadir la sal y agua.

Servir frío.

Información nutricional por porción: Kcal: 235, Proteínas: 5.6g, Carbohidratos: 22.3g, Grasas: 22.6g

50. Jugo de Mango y Kiwi

Ingredientes:

1 taza de mango, en trozos

1 kiwi entero, sin piel

1 manzana Granny Smith pequeña, sin centro

1 nudo de jengibre pequeño, sin piel

2 onzas de agua de coco

Preparación:

Pelar el mango y trozarlo. Rellenar un vaso medidor y reservar el resto.

Pelar el kiwi y cortarlo por la mitad. Dejar a un lado.

Lavar la manzana y cortarla por la mitad. Remover el centro y trozar. Dejar a un lado.

Pelar el nudo de jengibre y trozarlo. Dejar a un lado.

Combinar el mango, kiwi, manzana y jengibre en una juguera, y pulsar. Transferir a un vaso y añadir el agua de coco. Agregar hielo picado y servir inmediatamente.

Información nutricional por porción: Kcal: 196, Proteínas: 2.8g, Carbohidratos: 55.5g, Grasas: 1.3g

51.   Jugo de Brócoli y Calabaza

Ingredientes:

1 taza de brócoli, en trozos

1 taza de calabaza, en cubos

1 limón entero, sin piel

1 taza de hinojo, en trozos

1 taza de pepino, en rodajas

Preparación:

Lavar el brócoli y recortar las hojas externas. Trozar y rellenar un vaso medidor. Reservar el resto.

Cortar la parte superior de la calabaza. Cortar por la mitad y remover las semillas. Quitar un gajo grande y pelarlo. Cortar en cubos pequeños y rellenar un vaso medidor. Reservar el resto en la nevera.

Pelar el limón y cortarlo por la mitad. Dejar a un lado.

Recortar las capas marchitas del hinojo. Trozarlo y rellenar un vaso medidor. Reservar el resto.

Lavar el pepino y cortar en rodajas finas. Rellenar el vaso medidor y reservar el resto en la nevera. Dejar a un lado.

Combinar el brócoli, calabaza, limón, hinojo y pepino en una juguera, y pulsar. Transferir a un vaso y añadir hielo picado.

Servir inmediatamente.

Información nutricional por porción: Kcal: 196, Proteínas: 2.8g, Carbohidratos: 55.5g, Grasas: 1.3g

OTROS TITULOS DE ESTE AUTOR

70 Recetas De Comidas Efectivas Para Prevenir Y Resolver Sus Problemas De Sobrepeso: Queme Calorías Rápido Usando Dietas Apropiadas y Nutrición Inteligente

Por
Joe Correa CSN

48 Recetas De Comidas Para Eliminar El Acné: ¡El Camino Rápido y Natural Para Reparar Sus Problemas de Acné En 10 Días O Menos!

Por
Joe Correa CSN

41 Recetas De Comidas Para Prevenir el Alzheimer: ¡Reduzca El Riesgo de Contraer La Enfermedad de Alzheimer De Forma Natural!

Por
Joe Correa CSN

70 Recetas De Comidas Efectivas Para El Cáncer De Mama: Prevenga Y Combata El Cáncer De Mama Con una Nutrición Inteligente y Alimentos Poderosos

Por
Joe Correa CSN

www.ingramcontent.com/pod-product-compliance
Lightning Source LLC
Chambersburg PA
CBHW030250030426
42336CB00009B/320